Renate Sültz & Uwe H. Sültz

Schlaftagebuch

für 3 Wochen

BoD – Books on Demand

Norderstedt 2016

Bibliografische Informationen durch die Deutsche Nationalbibliothek.

Die Deutsche Nationalbibliothek verzeichnet diese Publikation in der Deutschen Nationalbibliografie; detaillierte bibliografische Daten sind im Internet über http://dnb.dnb.de abrufbar.

© 2016 Renate Sültz & Uwe H. Sültz

Herstellung und Verlag:

BoD – Books on Demand, Norderstedt

ISBN 9-78374-1-27726-9

Schlaflosigkeit führt zu einer eingeschränkten Leistungsfähigkeit.

Warum schlafe ich schlecht ein? Warum schlafe ich nicht?

Fragen, die Sie mit Hilfe eines Schlaftagebuchs und Ihrem Arzt klären können, klären müssen!

Finden Sie heraus was gut oder schlecht für Ihren Schlaf ist.

Tragen Sie in dieses Schlaftagebuch alle relevanten Dinge (Schlafdauer, Einschlafzeit, Medikamente, Alkohol, Vollmond...) ein. Dokumentieren Sie Ihren Schlaf und analysieren alles mit Ihrem Arzt. SIE BRAUCHEN EINEN GUTEN SCHLAF, um im heutigen Leben mithalten und durchhalten zu können!

Dieses Schlaftagebuch ist mit den Maßen 19x27cm und der großen Schrift genau richtig, um in der Nacht oder am Morgen alle Eintragungen vornehmen zu können.

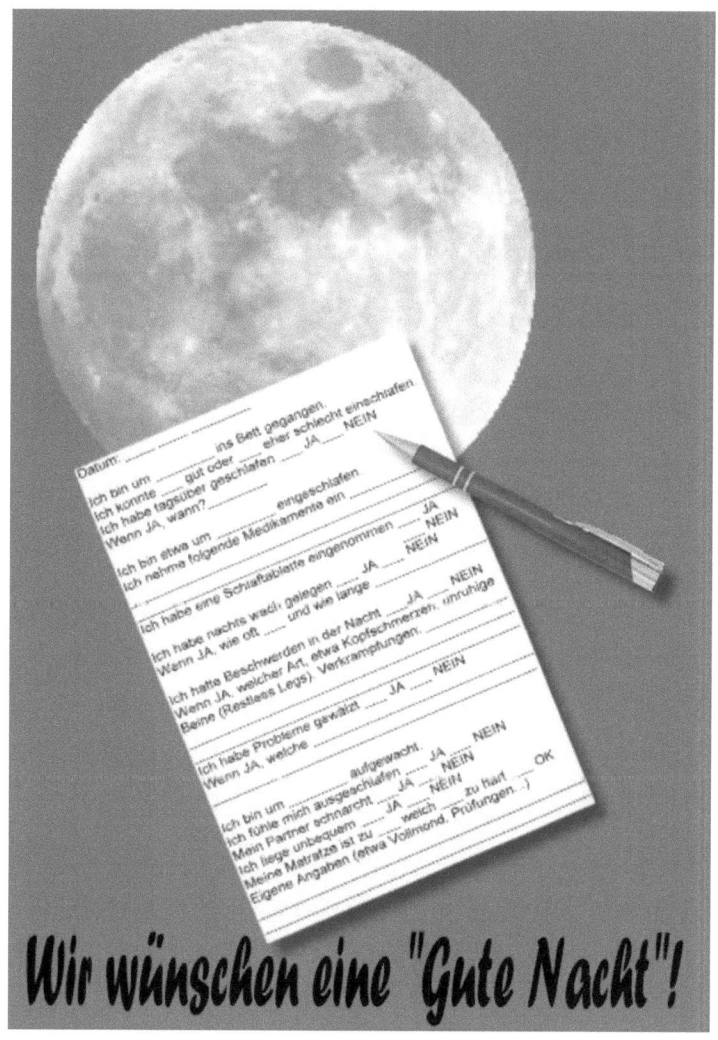

Datum: _____ _____ _____

Ich bin um _____ ins Bett gegangen.
Ich konnte ____ gut oder ____ eher schlecht einschlafen.
Ich habe tagsüber geschlafen ____ JA ____ NEIN
Wenn JA, wann?_____

Ich bin etwa um _____ eingeschlafen.
Ich nehme folgende Medikamente ein _____
_____
_____

Ich habe eine Schlaftablette eingenommen ____ JA
 ____ NEIN
Ich habe nachts wach gelegen ____ JA ____ NEIN
Wenn JA, wie oft ____ und wie lange _____

Ich hatte Beschwerden in der Nacht ____ JA ____ NEIN
Wenn JA, welcher Art, etwa Kopfschmerzen, unruhige
Beine (Restless Legs), Verkrampfungen: _____
_____
_____

Ich habe Probleme gewälzt ____ JA ____ NEIN
Wenn JA, welche _____
_____

Ich bin um _____ aufgewacht.
Ich fühle mich ausgeschlafen ____ JA ____ NEIN
Mein Partner schnarcht ____ JA ____ NEIN
Ich liege unbequem ____ JA ____ NEIN
Meine Matratze ist zu ____ weich ____ zu hart ____ OK
Eigene Angaben (etwa Vollmond, Prüfungen...)

_____
_____

Datum: _____ _____ _____

Ich bin um _____ ins Bett gegangen.
Ich konnte ____ gut oder ____ eher schlecht einschlafen.
Ich habe tagsüber geschlafen ____ JA____ NEIN
Wenn JA, wann?_____

Ich bin etwa um _____ eingeschlafen.
Ich nehme folgende Medikamente ein _____
_____
_____
Ich habe eine Schlaftablette eingenommen ____ JA
                                          ____ NEIN
Ich habe nachts wach gelegen ____ JA ____ NEIN
Wenn JA, wie oft ____ und wie lange _____

Ich hatte Beschwerden in der Nacht ____JA ____ NEIN
Wenn JA, welcher Art, etwa Kopfschmerzen, unruhige
Beine (Restless Legs), Verkrampfungen: _____
_____
_____
Ich habe Probleme gewälzt ____ JA ____ NEIN
Wenn JA, welche _____
_____

Ich bin um _____ aufgewacht.
Ich fühle mich ausgeschlafen ____ JA ____ NEIN
Mein Partner schnarcht ____ JA ____ NEIN
Ich liege unbequem ____ JA ____ NEIN
Meine Matratze ist zu ____ weich ____ zu hart ____ OK
Eigene Angaben (etwa Vollmond, Prüfungen...)

_____
_____

Datum: _____ _____ _____

Ich bin um _____ ins Bett gegangen.
Ich konnte ____ gut oder ____ eher schlecht einschlafen.
Ich habe tagsüber geschlafen ____ JA ____ NEIN
Wenn JA, wann?_____

Ich bin etwa um _____ eingeschlafen.
Ich nehme folgende Medikamente ein _____
_____

Ich habe eine Schlaftablette eingenommen ____ JA
                                         ____ NEIN
Ich habe nachts wach gelegen ____ JA ____ NEIN
Wenn JA, wie oft ____ und wie lange _____

Ich hatte Beschwerden in der Nacht ____ JA ____ NEIN
Wenn JA, welcher Art, etwa Kopfschmerzen, unruhige
Beine (Restless Legs), Verkrampfungen: _____
_____

Ich habe Probleme gewälzt ____ JA ____ NEIN
Wenn JA, welche _____
_____

Ich bin um _____ aufgewacht.
Ich fühle mich ausgeschlafen ____ JA ____ NEIN
Mein Partner schnarcht ____ JA ____ NEIN
Ich liege unbequem ____ JA ____ NEIN
Meine Matratze ist zu ____ weich ____ zu hart ____ OK
Eigene Angaben (etwa Vollmond, Prüfungen...)
_____
_____

Datum: _____ _____ _____

Ich bin um _____ ins Bett gegangen.
Ich konnte ____ gut oder ____ eher schlecht einschlafen.
Ich habe tagsüber geschlafen ____ JA ____ NEIN
Wenn JA, wann?_____

Ich bin etwa um _____ eingeschlafen.
Ich nehme folgende Medikamente ein _____
_____
_____
Ich habe eine Schlaftablette eingenommen ____ JA
                                         ____ NEIN
Ich habe nachts wach gelegen ____ JA ____ NEIN
Wenn JA, wie oft ____ und wie lange _____

Ich hatte Beschwerden in der Nacht ____ JA ____ NEIN
Wenn JA, welcher Art, etwa Kopfschmerzen, unruhige
Beine (Restless Legs), Verkrampfungen: _____
_____
_____

Ich habe Probleme gewälzt ____ JA ____ NEIN
Wenn JA, welche _____
_____

Ich bin um _____ aufgewacht.
Ich fühle mich ausgeschlafen ____ JA ____ NEIN
Mein Partner schnarcht ____ JA ____ NEIN
Ich liege unbequem ____ JA ____ NEIN
Meine Matratze ist zu ____ weich ____ zu hart ____ OK
Eigene Angaben (etwa Vollmond, Prüfungen...)
_____
_____

Datum: _____ _____ _____

Ich bin um _____ ins Bett gegangen.
Ich konnte ___ gut oder ___ eher schlecht einschlafen.
Ich habe tagsüber geschlafen ___ JA ___ NEIN
Wenn JA, wann?_____

Ich bin etwa um _____ eingeschlafen.
Ich nehme folgende Medikamente ein _____
_____
_____

Ich habe eine Schlaftablette eingenommen ___ JA
___ NEIN
Ich habe nachts wach gelegen ___ JA ___ NEIN
Wenn JA, wie oft ___ und wie lange _____

Ich hatte Beschwerden in der Nacht ___ JA ___ NEIN
Wenn JA, welcher Art, etwa Kopfschmerzen, unruhige
Beine (Restless Legs), Verkrampfungen: _____
_____

Ich habe Probleme gewälzt ___ JA ___ NEIN
Wenn JA, welche _____
_____

Ich bin um _____ aufgewacht.
Ich fühle mich ausgeschlafen ___ JA ___ NEIN
Mein Partner schnarcht ___ JA ___ NEIN
Ich liege unbequem ___ JA ___ NEIN
Meine Matratze ist zu ___ weich ___ zu hart ___ OK
Eigene Angaben (etwa Vollmond, Prüfungen...)
_____
_____

Datum: _____ _____ _____

Ich bin um _____ ins Bett gegangen.
Ich konnte ____ gut oder ____ eher schlecht einschlafen.
Ich habe tagsüber geschlafen ____ JA____ NEIN
Wenn JA, wann?_____

Ich bin etwa um _____ eingeschlafen.
Ich nehme folgende Medikamente ein _____
_____

Ich habe eine Schlaftablette eingenommen ____ JA
____ NEIN
Ich habe nachts wach gelegen ____ JA ____ NEIN
Wenn JA, wie oft ____ und wie lange _____

Ich hatte Beschwerden in der Nacht ____JA ____ NEIN
Wenn JA, welcher Art, etwa Kopfschmerzen, unruhige
Beine (Restless Legs), Verkrampfungen: _____
_____

Ich habe Probleme gewälzt ____ JA ____ NEIN
Wenn JA, welche _____
_____

Ich bin um _____ aufgewacht.
Ich fühle mich ausgeschlafen ____ JA ____ NEIN
Mein Partner schnarcht ____JA ____ NEIN
Ich liege unbequem ____ JA ____ NEIN
Meine Matratze ist zu ____ weich ____ zu hart ____ OK
Eigene Angaben (etwa Vollmond, Prüfungen...)
_____
_____

Datum: _____ _____ _____

Ich bin um _____ ins Bett gegangen.
Ich konnte ____ gut oder ____ eher schlecht einschlafen.
Ich habe tagsüber geschlafen ____ JA ____ NEIN
Wenn JA, wann?_____

Ich bin etwa um _____ eingeschlafen.
Ich nehme folgende Medikamente ein _____
_____

Ich habe eine Schlaftablette eingenommen ____ JA
                                         ____ NEIN
Ich habe nachts wach gelegen ____ JA ____ NEIN
Wenn JA, wie oft ____ und wie lange _____

Ich hatte Beschwerden in der Nacht ____ JA ____ NEIN
Wenn JA, welcher Art, etwa Kopfschmerzen, unruhige
Beine (Restless Legs), Verkrampfungen: _____
_____

Ich habe Probleme gewälzt ____ JA ____ NEIN
Wenn JA, welche _____
_____

Ich bin um _____ aufgewacht.
Ich fühle mich ausgeschlafen ____ JA ____ NEIN
Mein Partner schnarcht ____ JA ____ NEIN
Ich liege unbequem ____ JA ____ NEIN
Meine Matratze ist zu ____ weich ____ zu hart ____ OK
Eigene Angaben (etwa Vollmond, Prüfungen...)
_____
_____

Datum: _____ _____ _____

Ich bin um _____ ins Bett gegangen.
Ich konnte ____ gut oder ____ eher schlecht einschlafen.
Ich habe tagsüber geschlafen ____ JA ____ NEIN
Wenn JA, wann? _____

Ich bin etwa um _____ eingeschlafen.
Ich nehme folgende Medikamente ein _____
_____
_____
Ich habe eine Schlaftablette eingenommen ____ JA
                                         ____ NEIN
Ich habe nachts wach gelegen ____ JA ____ NEIN
Wenn JA, wie oft ____ und wie lange _____

Ich hatte Beschwerden in der Nacht ____ JA ____ NEIN
Wenn JA, welcher Art, etwa Kopfschmerzen, unruhige
Beine (Restless Legs), Verkrampfungen: _____
_____
_____

Ich habe Probleme gewälzt ____ JA ____ NEIN
Wenn JA, welche _____
_____

Ich bin um _____ aufgewacht.
Ich fühle mich ausgeschlafen ____ JA ____ NEIN
Mein Partner schnarcht ____ JA ____ NEIN
Ich liege unbequem ____ JA ____ NEIN
Meine Matratze ist zu ____ weich ____ zu hart ____ OK
Eigene Angaben (etwa Vollmond, Prüfungen...)
_____
_____

Datum: _____ _____ _____

Ich bin um _____ ins Bett gegangen.
Ich konnte ____ gut oder ____ eher schlecht einschlafen.
Ich habe tagsüber geschlafen ____ JA ____ NEIN
Wenn JA, wann?_____

Ich bin etwa um _____ eingeschlafen.
Ich nehme folgende Medikamente ein _____
_____

Ich habe eine Schlaftablette eingenommen ____ JA
____ NEIN
Ich habe nachts wach gelegen ____ JA ____ NEIN
Wenn JA, wie oft ____ und wie lange _____

Ich hatte Beschwerden in der Nacht ____ JA ____ NEIN
Wenn JA, welcher Art, etwa Kopfschmerzen, unruhige
Beine (Restless Legs), Verkrampfungen: _____
_____

Ich habe Probleme gewälzt ____ JA ____ NEIN
Wenn JA, welche _____
_____

Ich bin um _____ aufgewacht.
Ich fühle mich ausgeschlafen ____ JA ____ NEIN
Mein Partner schnarcht ____ JA ____ NEIN
Ich liege unbequem ____ JA ____ NEIN
Meine Matratze ist zu ____ weich ____ zu hart ____ OK
Eigene Angaben (etwa Vollmond, Prüfungen…)

_____
_____

Datum: _____ _____ _____

Ich bin um _____ ins Bett gegangen.
Ich konnte ____ gut oder ____ eher schlecht einschlafen.
Ich habe tagsüber geschlafen ____ JA ____ NEIN
Wenn JA, wann?_____

Ich bin etwa um _____ eingeschlafen.
Ich nehme folgende Medikamente ein _____
_____

Ich habe eine Schlaftablette eingenommen ____ JA
____ NEIN
Ich habe nachts wach gelegen ____ JA ____ NEIN
Wenn JA, wie oft ____ und wie lange _____

Ich hatte Beschwerden in der Nacht ____ JA ____ NEIN
Wenn JA, welcher Art, etwa Kopfschmerzen, unruhige
Beine (Restless Legs), Verkrampfungen: _____
_____
_____

Ich habe Probleme gewälzt ____ JA ____ NEIN
Wenn JA, welche _____
_____

Ich bin um _____ aufgewacht.
Ich fühle mich ausgeschlafen ____ JA ____ NEIN
Mein Partner schnarcht ____ JA ____ NEIN
Ich liege unbequem ____ JA ____ NEIN
Meine Matratze ist zu ____ weich ____ zu hart ____ OK
Eigene Angaben (etwa Vollmond, Prüfungen...)
_____
_____

Datum: _____ _____ _____

Ich bin um _____ ins Bett gegangen.
Ich konnte ____ gut oder ____ eher schlecht einschlafen.
Ich habe tagsüber geschlafen ____ JA ____ NEIN
Wenn JA, wann? _____

Ich bin etwa um _____ eingeschlafen.
Ich nehme folgende Medikamente ein _____
_____
_____

Ich habe eine Schlaftablette eingenommen ____ JA
                                          ____ NEIN
Ich habe nachts wach gelegen ____ JA ____ NEIN
Wenn JA, wie oft ____ und wie lange _____

Ich hatte Beschwerden in der Nacht ____ JA ____ NEIN
Wenn JA, welcher Art, etwa Kopfschmerzen, unruhige
Beine (Restless Legs), Verkrampfungen: _____
_____
_____

Ich habe Probleme gewälzt ____ JA ____ NEIN
Wenn JA, welche _____
_____

Ich bin um _____ aufgewacht.
Ich fühle mich ausgeschlafen ____ JA ____ NEIN
Mein Partner schnarcht ____ JA ____ NEIN
Ich liege unbequem ____ JA ____ NEIN
Meine Matratze ist zu ____ weich ____ zu hart ____ OK
Eigene Angaben (etwa Vollmond, Prüfungen…)

_____
_____

Datum: _____ _____ _____

Ich bin um _____ ins Bett gegangen.
Ich konnte ____ gut oder ____ eher schlecht einschlafen.
Ich habe tagsüber geschlafen ____ JA ____ NEIN
Wenn JA, wann? _____

Ich bin etwa um _____ eingeschlafen.
Ich nehme folgende Medikamente ein _____
_____
Ich habe eine Schlaftablette eingenommen ____ JA
 ____ NEIN
Ich habe nachts wach gelegen ____ JA ____ NEIN
Wenn JA, wie oft ____ und wie lange _____

Ich hatte Beschwerden in der Nacht ____ JA ____ NEIN
Wenn JA, welcher Art, etwa Kopfschmerzen, unruhige
Beine (Restless Legs), Verkrampfungen: _____
_____
_____

Ich habe Probleme gewälzt ____ JA ____ NEIN
Wenn JA, welche _____
_____

Ich bin um _____ aufgewacht.
Ich fühle mich ausgeschlafen ____ JA ____ NEIN
Mein Partner schnarcht ____ JA ____ NEIN
Ich liege unbequem ____ JA ____ NEIN
Meine Matratze ist zu ____ weich ____ zu hart ____ OK
Eigene Angaben (etwa Vollmond, Prüfungen...)
_____
_____

Datum: _____ _____ _____

Ich bin um _____ ins Bett gegangen.
Ich konnte ____ gut oder ____ eher schlecht einschlafen.
Ich habe tagsüber geschlafen ____ JA ____ NEIN
Wenn JA, wann?_____

Ich bin etwa um _____ eingeschlafen.
Ich nehme folgende Medikamente ein _____
_____
_____

Ich habe eine Schlaftablette eingenommen ____ JA
 ____ NEIN
Ich habe nachts wach gelegen ____ JA ____ NEIN
Wenn JA, wie oft ____ und wie lange _____

Ich hatte Beschwerden in der Nacht ____ JA ____ NEIN
Wenn JA, welcher Art, etwa Kopfschmerzen, unruhige
Beine (Restless Legs), Verkrampfungen: _____
_____
_____

Ich habe Probleme gewälzt ____ JA ____ NEIN
Wenn JA, welche _____
_____

Ich bin um _____ aufgewacht.
Ich fühle mich ausgeschlafen ____ JA ____ NEIN
Mein Partner schnarcht ____ JA ____ NEIN
Ich liege unbequem ____ JA ____ NEIN
Meine Matratze ist zu ____ weich ____ zu hart ____ OK
Eigene Angaben (etwa Vollmond, Prüfungen...)
_____
_____

Datum: _____ _____ _____

Ich bin um _____ ins Bett gegangen.
Ich konnte ____ gut oder ____ eher schlecht einschlafen.
Ich habe tagsüber geschlafen ____ JA ____ NEIN
Wenn JA, wann?_____

Ich bin etwa um _____ eingeschlafen.
Ich nehme folgende Medikamente ein _____
_____
_____
Ich habe eine Schlaftablette eingenommen ____ JA
                                          ____ NEIN
Ich habe nachts wach gelegen ____ JA ____ NEIN
Wenn JA, wie oft ____ und wie lange _____

Ich hatte Beschwerden in der Nacht ____ JA ____ NEIN
Wenn JA, welcher Art, etwa Kopfschmerzen, unruhige
Beine (Restless Legs), Verkrampfungen: _____
_____
_____

Ich habe Probleme gewälzt ____ JA ____ NEIN
Wenn JA, welche _____
_____

Ich bin um _____ aufgewacht.
Ich fühle mich ausgeschlafen ____ JA ____ NEIN
Mein Partner schnarcht ____ JA ____ NEIN
Ich liege unbequem ____ JA ____ NEIN
Meine Matratze ist zu ____ weich ____ zu hart ____ OK
Eigene Angaben (etwa Vollmond, Prüfungen...)
_____
_____

Datum: _____ _____ _____

Ich bin um _____ ins Bett gegangen.
Ich konnte ____ gut oder ____ eher schlecht einschlafen.
Ich habe tagsüber geschlafen ____ JA ____ NEIN
Wenn JA, wann? _____

Ich bin etwa um _____ eingeschlafen.
Ich nehme folgende Medikamente ein _____
_____

Ich habe eine Schlaftablette eingenommen ____ JA
____ NEIN
Ich habe nachts wach gelegen ____ JA ____ NEIN
Wenn JA, wie oft ____ und wie lange _____

Ich hatte Beschwerden in der Nacht ____ JA ____ NEIN
Wenn JA, welcher Art, etwa Kopfschmerzen, unruhige
Beine (Restless Legs), Verkrampfungen: _____
_____

Ich habe Probleme gewälzt ____ JA ____ NEIN
Wenn JA, welche _____
_____

Ich bin um _____ aufgewacht.
Ich fühle mich ausgeschlafen ____ JA ____ NEIN
Mein Partner schnarcht ____ JA ____ NEIN
Ich liege unbequem ____ JA ____ NEIN
Meine Matratze ist zu ____ weich ____ zu hart ____ OK
Eigene Angaben (etwa Vollmond, Prüfungen...)
_____
_____

Datum: _____ _____ _____

Ich bin um _____ ins Bett gegangen.
Ich konnte ___ gut oder ___ eher schlecht einschlafen.
Ich habe tagsüber geschlafen ___ JA ___ NEIN
Wenn JA, wann?_____

Ich bin etwa um _____ eingeschlafen.
Ich nehme folgende Medikamente ein _____
_____

Ich habe eine Schlaftablette eingenommen ___ JA
                                        ___ NEIN
Ich habe nachts wach gelegen ___ JA ___ NEIN
Wenn JA, wie oft ___ und wie lange _____

Ich hatte Beschwerden in der Nacht ___ JA ___ NEIN
Wenn JA, welcher Art, etwa Kopfschmerzen, unruhige
Beine (Restless Legs), Verkrampfungen: _____
_____

Ich habe Probleme gewälzt ___ JA ___ NEIN
Wenn JA, welche _____
_____

Ich bin um _____ aufgewacht.
Ich fühle mich ausgeschlafen ___ JA ___ NEIN
Mein Partner schnarcht ___ JA ___ NEIN
Ich liege unbequem ___ JA ___ NEIN
Meine Matratze ist zu ___ weich ___ zu hart ___ OK
Eigene Angaben (etwa Vollmond, Prüfungen...)
_____
_____

Datum: _____ _____ _____

Ich bin um _____ ins Bett gegangen.
Ich konnte ____ gut oder ____ eher schlecht einschlafen.
Ich habe tagsüber geschlafen ____ JA ____ NEIN
Wenn JA, wann?_____

Ich bin etwa um _____ eingeschlafen.
Ich nehme folgende Medikamente ein _____
_____

Ich habe eine Schlaftablette eingenommen ____ JA
 ____ NEIN
Ich habe nachts wach gelegen ____ JA ____ NEIN
Wenn JA, wie oft ____ und wie lange _____

Ich hatte Beschwerden in der Nacht ____ JA ____ NEIN
Wenn JA, welcher Art, etwa Kopfschmerzen, unruhige
Beine (Restless Legs), Verkrampfungen: _____
_____

Ich habe Probleme gewälzt ____ JA ____ NEIN
Wenn JA, welche _____
_____

Ich bin um _____ aufgewacht.
Ich fühle mich ausgeschlafen ____ JA ____ NEIN
Mein Partner schnarcht ____ JA ____ NEIN
Ich liege unbequem ____ JA ____ NEIN
Meine Matratze ist zu ____ weich ____ zu hart ____ OK
Eigene Angaben (etwa Vollmond, Prüfungen...)
_____
_____

Datum: _____ _____ _____

Ich bin um _____ ins Bett gegangen.
Ich konnte ____ gut oder ____ eher schlecht einschlafen.
Ich habe tagsüber geschlafen ____ JA ____ NEIN
Wenn JA, wann? _____

Ich bin etwa um _____ eingeschlafen.
Ich nehme folgende Medikamente ein _____
_____
_____
Ich habe eine Schlaftablette eingenommen ____ JA
  ____ NEIN
Ich habe nachts wach gelegen ____ JA ____ NEIN
Wenn JA, wie oft ____ und wie lange _____

Ich hatte Beschwerden in der Nacht ____ JA ____ NEIN
Wenn JA, welcher Art, etwa Kopfschmerzen, unruhige
Beine (Restless Legs), Verkrampfungen: _____
_____
_____
Ich habe Probleme gewälzt ____ JA ____ NEIN
Wenn JA, welche _____
_____

Ich bin um _____ aufgewacht.
Ich fühle mich ausgeschlafen ____ JA ____ NEIN
Mein Partner schnarcht ____ JA ____ NEIN
Ich liege unbequem ____ JA ____ NEIN
Meine Matratze ist zu ____ weich ____ zu hart ____ OK
Eigene Angaben (etwa Vollmond, Prüfungen...)
_____
_____

Datum: _____ _____ _____

Ich bin um _____ ins Bett gegangen.
Ich konnte ____ gut oder ____ eher schlecht einschlafen.
Ich habe tagsüber geschlafen ____ JA____ NEIN
Wenn JA, wann?_____

Ich bin etwa um _____ eingeschlafen.
Ich nehme folgende Medikamente ein _____
_____

Ich habe eine Schlaftablette eingenommen ____ JA
____ NEIN
Ich habe nachts wach gelegen ____ JA ____ NEIN
Wenn JA, wie oft ____ und wie lange _____

Ich hatte Beschwerden in der Nacht ____ JA ____ NEIN
Wenn JA, welcher Art, etwa Kopfschmerzen, unruhige
Beine (Restless Legs), Verkrampfungen: _____
_____

Ich habe Probleme gewälzt ____ JA ____ NEIN
Wenn JA, welche _____
_____

Ich bin um _____ aufgewacht.
Ich fühle mich ausgeschlafen ____ JA ____ NEIN
Mein Partner schnarcht ____ JA ____ NEIN
Ich liege unbequem ____ JA ____ NEIN
Meine Matratze ist zu ____ weich ____ zu hart ____ OK
Eigene Angaben (etwa Vollmond, Prüfungen...)
_____
_____

Datum: _____ _____ _____

Ich bin um _____ ins Bett gegangen.
Ich konnte ____ gut oder ____ eher schlecht einschlafen.
Ich habe tagsüber geschlafen ____ JA ____ NEIN
Wenn JA, wann?_____

Ich bin etwa um _____ eingeschlafen.
Ich nehme folgende Medikamente ein _____
_____

Ich habe eine Schlaftablette eingenommen ____ JA
                                         ____ NEIN
Ich habe nachts wach gelegen ____ JA ____ NEIN
Wenn JA, wie oft ____ und wie lange _____

Ich hatte Beschwerden in der Nacht ____ JA ____ NEIN
Wenn JA, welcher Art, etwa Kopfschmerzen, unruhige
Beine (Restless Legs), Verkrampfungen: _____
_____

Ich habe Probleme gewälzt ____ JA ____ NEIN
Wenn JA, welche _____
_____

Ich bin um _____ aufgewacht.
Ich fühle mich ausgeschlafen ____ JA ____ NEIN
Mein Partner schnarcht ____ JA ____ NEIN
Ich liege unbequem ____ JA ____ NEIN
Meine Matratze ist zu ____ weich ____ zu hart ____ OK
Eigene Angaben (etwa Vollmond, Prüfungen...)
_____
_____

Datum: _____ _____ _____

Ich bin um _____ ins Bett gegangen.
Ich konnte ____ gut oder ____ eher schlecht einschlafen.
Ich habe tagsüber geschlafen ____ JA ____ NEIN
Wenn JA, wann?_____

Ich bin etwa um _____ eingeschlafen.
Ich nehme folgende Medikamente ein _____
_____
_____

Ich habe eine Schlaftablette eingenommen ____ JA
                                          ____ NEIN
Ich habe nachts wach gelegen ____ JA ____ NEIN
Wenn JA, wie oft ____ und wie lange _____

Ich hatte Beschwerden in der Nacht ____ JA ____ NEIN
Wenn JA, welcher Art, etwa Kopfschmerzen, unruhige
Beine (Restless Legs), Verkrampfungen: _____
_____
_____

Ich habe Probleme gewälzt ____ JA ____ NEIN
Wenn JA, welche _____
_____

Ich bin um _____ aufgewacht.
Ich fühle mich ausgeschlafen ____ JA ____ NEIN
Mein Partner schnarcht ____ JA ____ NEIN
Ich liege unbequem ____ JA ____ NEIN
Meine Matratze ist zu ____ weich ____ zu hart ____ OK
Eigene Angaben (etwa Vollmond, Prüfungen…)
_____
_____

Datum: _____ _____ _____

Ich bin um _____ ins Bett gegangen.
Ich konnte ____ gut oder ____ eher schlecht einschlafen.
Ich habe tagsüber geschlafen ____ JA ____ NEIN
Wenn JA, wann?_____

Ich bin etwa um _____ eingeschlafen.
Ich nehme folgende Medikamente ein _____
_____

Ich habe eine Schlaftablette eingenommen ____ JA
                                         ____ NEIN
Ich habe nachts wach gelegen ____ JA ____ NEIN
Wenn JA, wie oft ____ und wie lange _____

Ich hatte Beschwerden in der Nacht ____ JA ____ NEIN
Wenn JA, welcher Art, etwa Kopfschmerzen, unruhige
Beine (Restless Legs), Verkrampfungen: _____
_____

Ich habe Probleme gewälzt ____ JA ____ NEIN
Wenn JA, welche _____
_____

Ich bin um _____ aufgewacht.
Ich fühle mich ausgeschlafen ____ JA ____ NEIN
Mein Partner schnarcht ____ JA ____ NEIN
Ich liege unbequem ____ JA ____ NEIN
Meine Matratze ist zu ____ weich ____ zu hart ____ OK
Eigene Angaben (etwa Vollmond, Prüfungen...)
_____
_____

Datum: _____ _____ _____

Ich bin um _____ ins Bett gegangen.
Ich konnte ____ gut oder ____ eher schlecht einschlafen.
Ich habe tagsüber geschlafen ____ JA ____ NEIN
Wenn JA, wann?_____

Ich bin etwa um _____ eingeschlafen.
Ich nehme folgende Medikamente ein _____
_____

Ich habe eine Schlaftablette eingenommen ____ JA
____ NEIN
Ich habe nachts wach gelegen ____ JA ____ NEIN
Wenn JA, wie oft ____ und wie lange _____

Ich hatte Beschwerden in der Nacht ____ JA ____ NEIN
Wenn JA, welcher Art, etwa Kopfschmerzen, unruhige
Beine (Restless Legs), Verkrampfungen: _____
_____

Ich habe Probleme gewälzt ____ JA ____ NEIN
Wenn JA, welche _____
_____

Ich bin um _____ aufgewacht.
Ich fühle mich ausgeschlafen ____ JA ____ NEIN
Mein Partner schnarcht ____ JA ____ NEIN
Ich liege unbequem ____ JA ____ NEIN
Meine Matratze ist zu ____ weich ____ zu hart ____ OK
Eigene Angaben (etwa Vollmond, Prüfungen...)
_____
_____

Datum: _____ _____ _____

Ich bin um _____ ins Bett gegangen.
Ich konnte ____ gut oder ____ eher schlecht einschlafen.
Ich habe tagsüber geschlafen ____ JA ____ NEIN
Wenn JA, wann?_____

Ich bin etwa um _____ eingeschlafen.
Ich nehme folgende Medikamente ein _____
_____

Ich habe eine Schlaftablette eingenommen ____ JA
____ NEIN
Ich habe nachts wach gelegen ____ JA ____ NEIN
Wenn JA, wie oft ____ und wie lange _____

Ich hatte Beschwerden in der Nacht ____ JA ____ NEIN
Wenn JA, welcher Art, etwa Kopfschmerzen, unruhige
Beine (Restless Legs), Verkrampfungen: _____
_____
_____

Ich habe Probleme gewälzt ____ JA ____ NEIN
Wenn JA, welche _____
_____

Ich bin um _____ aufgewacht.
Ich fühle mich ausgeschlafen ____ JA ____ NEIN
Mein Partner schnarcht ____ JA ____ NEIN
Ich liege unbequem ____ JA ____ NEIN
Meine Matratze ist zu ____ weich ____ zu hart ____ OK
Eigene Angaben (etwa Vollmond, Prüfungen...)
_____
_____

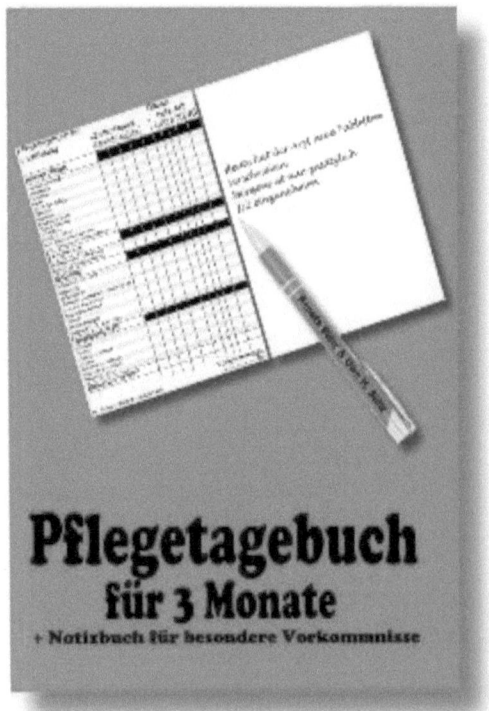
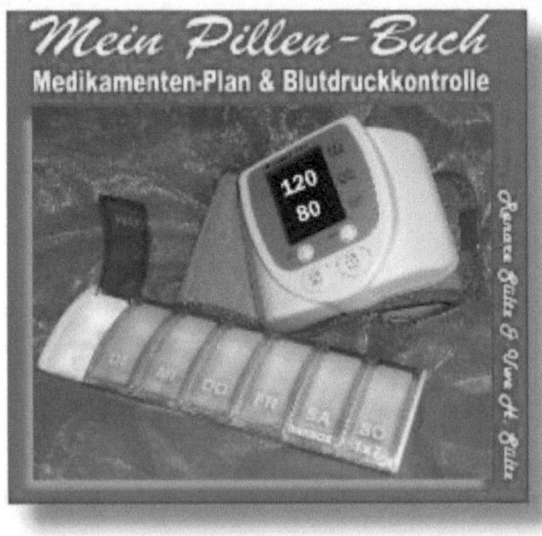
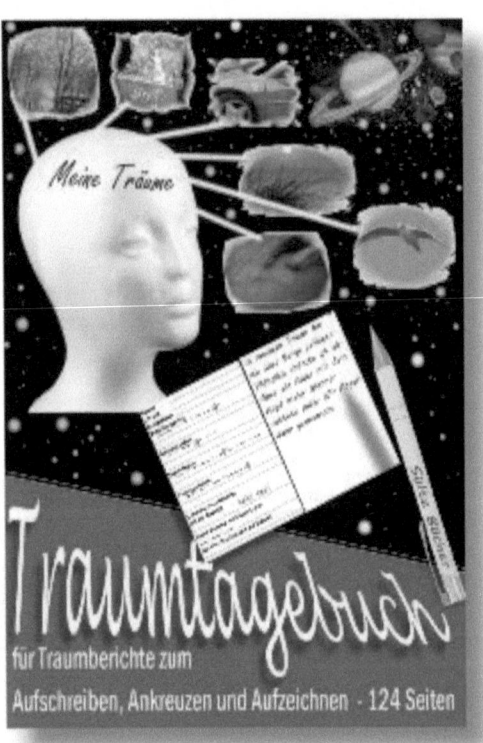
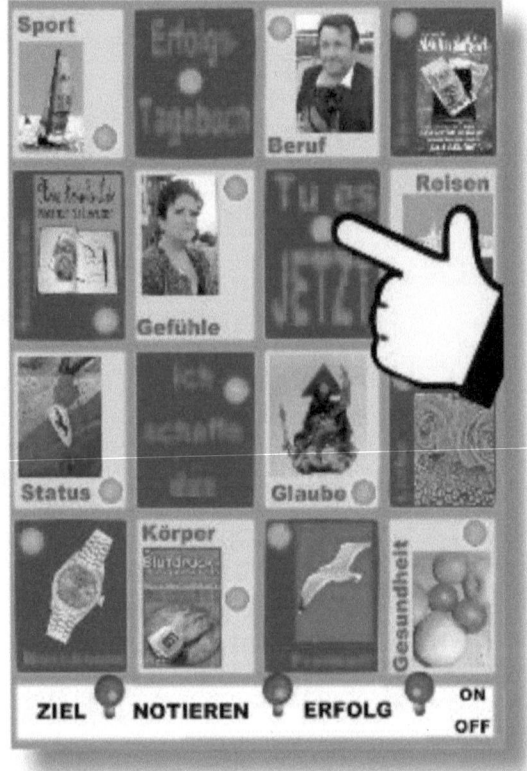

Weitere Tage- und Notizbücher sind erhältlich, wie: Pflegetagebücher, Traumtagebücher, Medikamentenplaner, Erfolgstagebücher, Jahreskalender, Bildbände, Gedichte, Kochbücher und Kurzgeschichten.